ÉTUDE RATIONNELLE
DE LA PHTHISIE PULMONAIRE.
Traitement rationnel de cette affection.

PLAN D'ÉTABLISSEMENTS SPÉCIAUX POUR LES PHTHISIQUES.

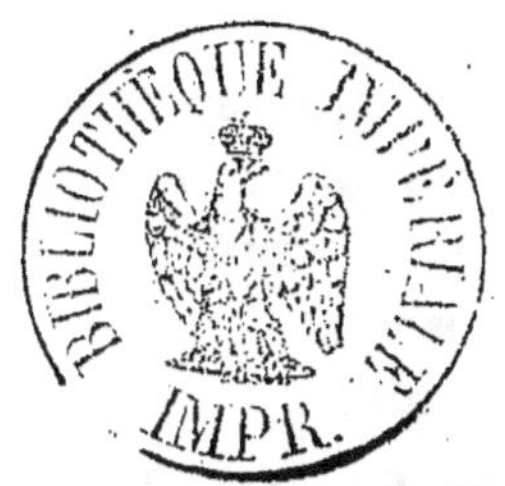

Par le Dr **TAMPIER**.

La maladie consiste dans une *altération des organes ou de leurs fonctions.*

Les organes et leurs fonctions ne peuvent être altérés que par l'*influence des milieux dans lesquels ils vivent.*

La santé consiste dans le *jeu normal des organes et de leurs fonctions.*

La guérison de la maladie git dans le *rétablissement du jeu normal des organes et de leurs fonctions.*

Pour reconnaître et traiter une maladie, il faut donc étudier avec soin :

1° Les organes et les fonctions qui leur sont dévolues.

2° Le mode d'action des milieux dans l'état sain.

3° Le mode d'action des milieux modifiés ou altérés.

Il faut en outre rassembler *les faits* constatant le développement de la maladie sous l'influence de telle ou telle modification ou altération des milieux.

La *thérapeutique* découle de cette étude rationnelle.

C'est la marche que nous avons suivie dans nos recherches sur la phthisie pulmonaire.

Nous venons soumettre à l'appréciation de messieurs les membres de l'Académie de médecine, les résultats de nos observations et de notre conviction.

1861

Première série de faits. — L'observation de tous les temps a démontré que les individus qui habitent des lieux où l'air est incomplètement renouvelé, deviennent lymphatiques.

Dans certaines villes du nord, où une partie des habitants vit dans des caves, la population offre une proportion considérable de lymphatiques.

Nous avons souvent constaté, et bien d'autres praticiens ont, comme nous, constaté, des engorgements ganglionnaires chez les individus qui ont l'habitude de dormir avec les couvertures relevées au-dessus des organes respiratoires ; habitude qui leur fait respirer un air non renouvelé.

Les pays froids et humides fournissent une population composée en grande partie d'individus dont le système lymphatique est très développé.

Chez les mineurs, qui, selon M. Moyle, cité par M. le docteur Riembault, respirent une atmosphère contenant 0,17 d'oxygène au lieu de 0,21, le lymphatisme est à l'état habituel.

Dans les pays marécageux, où l'atmosphère est mitigée par une quantité plus ou moins grande de miasmes et d'humidité, on remarque une quantité considérable de lymphatiques.

Sous toutes les latitudes, on constate le lymphatisme à l'état endémique parmi les habitants des villes abritées des vents du nord et dont l'atmosphère est chargée d'humidité.

Il résulte de ces faits que le système lymphatique se développe sous l'influence de l'air non renouvelé ou incomplet sous le rapport de la quantité de ses éléments constitutifs, et sous l'influence d'un air chargé d'humidité.

Dans ces conditions, il est évident que l'atmosphère exerce une action particulière sur les fonctions de l'organisme, et que cette action porte plus spécialement sur le système lymphatique.

Si nous voulons nous rendre un compte exact de ces phénomènes, il nous est donc nécessaire d'étudier d'abord les fonctions organiques à l'état normal, au sein d'une atmosphère renfermant constamment 0,21 d'oxygène et ne contenant qu'une très légère proportion de vapeur d'eau; puis d'étudier les modifications qu'elles subissent au milieu d'une atmosphère incomplètement renouvelée ou saturée d'humidité.

Fonctions organiques normales. — Elles ont toutes pour résultat, pour fin, la *nutrition*. Cet acte, réduit à sa plus simple expression, consiste en une composition et une décomposition incessante de matériaux ; c'est un échange continuel entre des matériaux nouveaux, destinés à fournir leur contingent à la vie intime des tissus, et des matériaux anciens, ayant fourni ce même contingent, devenus par conséquent inutiles et condamnés à être éliminés. Ces phénomènes s'opèrent à l'aide de quatre ordres principaux de fonctions, la *digestion*, la *respiration*, la *circulation* et les *sécrétions*. A ces fonctions, *abstraction faite de la forme cellulaire particulière à chaque tissu*, sont dévolues quatre espèces d'organes qui sont les *nerfs*, les *artères*, les *veines* et les *vaisseaux lymphatiques*.

Nous laisserons de côté le *système nerveux* et l'influence qu'il subit de la part des modifications atmosphériques, parceque nous n'en avons pas besoin pour expliquer les effets produits, et que cela nous entraînerait trop loin. Rappelons seulement que c'est lui qui préside à la vie organique.

Les *artères* contiennent le sang rouge chargé des éléments nutritifs qu'elles vont distribuer dans toutes les parties du corps.

Les *veines* s'abouchent aux artères au moment où celles-ci ont cédé aux molécules vivantes les éléments nutritifs et ne renferment plus qu'un liquide impropre à la nutrition. Elles transportent ce liquide dans le ventricule droit du cœur. Un peu avant d'y pénétrer, elles reçoivent, par un système particulier de vaisseaux, une partie des produits de la digestion qui s'est opérée sur les aliments introduits dans le tube digestif; ces produits, pour devenir aptes à la vie intime des tissus, ont à subir une dernière élaboration qui se fait dans le poumon. Du ventricule droit, les veines transportent le sang dans les poumons, au contact de l'air atmosphérique que l'acte de la respiration y a fait pénétrer. Là le sang veineux laisse s'échapper les éléments qui le rendaient impropre à la vie ; ces éléments sont l'hydrogène et le carbone qui se dégagent sous forme d'eau et d'acide carbonique. En même temps il s'empare de l'oxygène et de l'azote de l'air atmosphérique. Ces phénomènes accomplis, le sang veineux redevient propre à la vie interstitielle et les produits de la digestion qu'il renferme ont subi leur dernière élaboration. Il est ramené dans le ventricule gauche du cœur et lancé de nouveau dans les artères.

Ainsi la nutrition se compose : du transport, dans toutes les parties du corps, du sang artériel chargé des éléments nutritifs ; de l'assimilation de ces éléments ; du rejet des résidus par les sécrétions ; et du retour du sang veineux qui vient se revivifier au contact de l'air dans le poumon. Voilà ce qui se passe au sein d'une atmosphère normale, d'une atmosphère renfermant 0,21 d'oxygène et exempte d'humidité. Dans ces conditions toutes les fonctions organiques se font bien ; le sang veineux est complétement transformé en sang artériel, les matériaux de la digestion qu'il contient sont entièrement élaborés ; les tissus reçoivent, à l'aide des artères, des éléments nutritifs que nous appellerons normaux ; la vie intime s'y opère dans les meilleures conditions.

Examinons maintenant ce qui se passera au sein d'une atmosphère insuffisante ou froide et humide :

1° Air insuffisant ou incomplètement renouvelé.

Nous avons dit que les veines apportaient au contact de l'air dans le poumon, du sang chargé de principes qui doivent être éliminés et remplacés par des éléments nouveaux qui constituent l'air pur ; que le sang veineux était en même temps chargé d'une partie des produits de la digestion ntestinale qui doivent subir une dernière élaboration au contact de l'air. Au lieu de rencontrer cet air pur, c'est-à-dire suffisamment pourvu d'oxygène et d'azote, le sang veineux ne trouve plus qu'un air incomplet sous le rapport de la quantité de ces éléments; le sang veineux est dès lors incomplétement reconstitué en sang artériel, les matériaux de la digestion incomplétement élaborés. Il se fait dans la circulation artérielle un retour de sang veineux qui commence à l'altérer. L'altération augmentera à chaque inspiration, et si cet état dure un certain temps, il arrivera un moment où le sang veineux passera presque tout entier dans les artères, et l'asphyxie en sera le résultat. Mais n'allons point jusque là. Dès l'instant où l'air s'est trouvé insuffisant, le sang veineux a ramené dans le sang artériel des matériaux impropres à la nutrition. Ce dernier les transportera dans les organes. Ceux-ci, par les voies nombreuses des sécrétions, chercheront à les rejeter au dehors ; mais si l'état de respiration insuffisante continue, la quantité des matériaux à éliminer, finira par dépasser celle dont peut normalement se débarrasser l'économie. Il résultera une surcharge pour cette économie.

A propos des faits que nous avons cités en commençant, nous avons constaté que toutes les fois qu'un individu se trouve habituellement en contact avec une atmosphère insuffisante, son système lymphatique se développe. En rapprochant ces faits de ce qui se passe dans la nutrition interstitielle lorsque l'air est incomplétement renouvelé, nous en conclurons que ce sont les vaisseaux lymphatiques qui sont chargés des matériaux inutiles à éliminer. Par quelles voies l'économie se débarrasse-t-elle des matériaux inutiles ? par celle des sécrétions ; les vaisseaux lymphatiques seraient donc des organes de sécrétion.

Avant d'aller plus loin, étudions l'action de l'air froid et humide.

1° Air froid et humide.

Notons les faits suivants :

1° L'air atmosphérique est doué de la propriété de se charger d'une certaine quantité de vapeur d'eau ; cette quantité a une limite qu'on appelle *état de saturation*. Dès que l'air est saturé de vapeur d'eau, celle qui s'échappe de différents corps, se dépose à leur surface sous forme liquide.

2° Il se fait à travers la peau de l'homme une évaporation continuelle qu'on nomme transpiration insensible et qui prend le nom de sueur quand elle est assez considérable pour devenir visible. Cette transpiration insensible est composée de vapeur d'eau *entraînant des substances formées de résidus de la nutrition interstitielle.*

3° Il se fait également par les poumons une véritable transpiration dans laquelle la proportion de vapeur d'eau est considérable.

4° L'air peut contenir d'autant moins de vapeur d'eau que sa température est moins élevée.

A l'état normal, les deux transpirations ne peuvent se faire avec assez d'activité qu'au contact d'un air constamment renouvelé et contenant fort peu de vapeur d'eau. Elles sont d'autant plus considérables que l'air ambiant est plus sec et plus chaud. Nous savons tous qu'elles sont très difficiles au sein d'une atmosphère froide.

Or, supposons un individu dans un espace limité, au contact d'un air saturé d'humidité. Dans ce cas, les transpirations cutanée et pulmonaire se feront avec très peu d'activité: dès lors la peau et la muqueuse pulmonaire laisseront passer très peu de vapeur d'eau, *entraînant les résidus de la nutrition.* Que deviendront ces résidus? ils seront repris par l'économie qui cherchera d'autres voies d'élimination. Mais comme la peau et le poumon sont deux des plus vastes émonctoires, l'organisme, si les mêmes conditions atmosphériques persistent, ne parviendra pas à écouler assez vite par ces autres voies ce qu'il n'aura pu rejeter par le poumon et par la peau. De là, comme dans le cas de respiration insuffisante, une surcharge de matériaux inutiles.

Or, dans les faits que nous avons énumérés en commençant, nous avons constaté que dans tous les pays où l'atmosphère est chargée d'humidité, on voit se développer le système lymphatique. En rapprochant ces faits des phénomènes que nous venons d'étudier, nous conclurons que dans l'acte de la nutrition interstitielle, le système lymphatique a la propriété de se charger des matériaux inutiles. Il doit, par conséquent avoir celle de les expulser. Le moyen d'expulsion dont se sert l'organisme, est la sécrétion. Les vaisseaux lymphatiques seraient donc des organes de sécrétion.

Si nous voulions pousser plus loin l'étude des fonctions des vaisseaux lymphatiques, nous verrions que leur communication avec le torrent de la circulation veineuse, prouve qu'ils se chargent non seulement des matériaux inutiles rejetés par les sécrétions, mais encore des matériaux qui, n'ayant pu subir leur complète élaboration au contact de l'air, sont ramenés par cette voie dans le poumon.

Nous croyons inutile d'ajouter que le développement du système lymphatique, dans les conditions que nous venons d'analyser sera d'autant plus facile, d'autant plus rapide, que les individus auront déjà hérité d'une constitution lymphatique.

Deuxième série de faits. — Lorsqu'on soumet une partie enflammée au contact de l'air, son état s'aggrave.

Si on expose une partie du corps à l'influence d'un courant d'air froid, il survient au bout d'un temps variable une irritation de cette partie.

Au contact de l'oxygène pur, les plaies se ravivent avec énergie.

La cicatrisation des plaies est entravée par leur exposition à l'air froid.

On observe journellement que les individus atteints de coriza, de pharyngite, de bronchite, voient leurs souffrances augmenter par l'inspiration de l'air froid.

La respiration d'une atmosphère sèche et froide aggrave toujours la phthisie pulmonaire. Dans les pays froids où l'atmosphère est plus concentrée, la phthisie est plus fréquente.

Dans les contrées du Nord, à mesure qu'on s'élève au des·
sus du niveau de la mer et que l'atmosphère devient plus
pure, la phthisie devient plus fréquente.

La phthisie est aussi très fréquente dans les pays humides et froids.

Dans la zône moyenne des montagnes, où l'atmosphère est
plus pure qu'à la zône inférieure, et plus dense qu'à la zône
supérieure, la phthisie est plus fréquente que dans les deux
zônes extrêmes.

Les inflammations des muqueuses nasale, pharyngienne,
bronchique, sont considérablement plus fréquentes en hiver
que dans les autres saisons.

Les phthisiques du deuxième et du troisième degrés
voient leur affection empirer sous l'influence d'une atmosphère sèche et chaude.

Dans un autre ordre de faits, on a constaté qu'en faisant
respirer une atmosphère raréfiée par la chaleur et mitigée
par la présence d'un gaz ou d'une vapeur, aux phthisiques
et à ceux atteints de coryza, de pharyngite, de bronchite, on
atténue considérablement leurs souffrances.

L'air très mitigé des étables amène le même résultat.

Dans les pays chauds et humides, où l'atmosphère est raréfiée et mitigée par la vapeur d'eau, la phthisie est à peu près
inconnue ; on y remarque cependant beaucoup de lymphatiques.

Les plaies sous-cutanées se réunissent très facilement par
première intention.

Dans les mines, où l'atmosphère contient seulement 0,17
d'oxygène, les ouvriers deviennent presque tous lymphatiques ; mais la phthisie y est infiniment rare.

Sur les hautes montagnes, au-delà de 1500 mètres au-
dessus du niveau de la mer, où l'atmosphère est très raréfiée,
la phthisie est inconnue.

Au bas de ces montagnes où l'air est plus ou moins mitigé
par de la vapeur d'eau, la phthisie est bien moins fréquente
que dans la zône moyenne où l'atmosphère est plus pure.

Dans les pays marécageux, où l'atmosphère est mitigée par la présence des miasmes et de l'humidité, il y a beaucoup de lymphatiques, mais la phthisie y est très rare.

De ces deux ordres de faits, il résulte que l'oxygène pur exerce une action irritante sur nos tissus ;

Que l'atmosphère froide et normale, c'est-à-dire contenant 0,21 d'oxygène, favorise le développement de l'inflammation des muqueuses qui sont directement en contact avec elle; qu'elle favorise aussi la phthisie pulmonaire.

Que l'inflammation du poumon ne survient pas quand les individus respirent une atmosphère chaude et humide, une atmosphère raréfiée et mitigée.

DÉVELOPPEMENT DE LA PHTHISIE.

Avec le secours des faits que nous avons cités, aidé de l'étude des phénomènes qui se passent dans la nutrition interstitielle lorsque les individus vivent habituellement dans une atmosphère froide et humide, ou incomplète sous le rapport de la quantité de ses éléments constitutifs, il nous sera facile de suivre le développement de la phthisie pulmonaire.

Prenons pour exemple un individu habitant, soit un logement froid et humide, soit un logement où l'air est incomplètement renouvelé, soit un logement à la fois froid, humide et mal aéré. Dès le premier moment, les phénomènes que nous avons analysés commenceront à se montrer ; la respiration se faisant mal, la nutrition étant altérée, les sécrétions devenant insuffisantes, le système lymphatique prendra du développement. Si l'individu demeure constamment dans son logement, ces résultats prendront rapidement de l'extension, et nous aurons bientôt à constater un étiolement plus ou moins complet. Mais il est très rare que cet individu reste constamment dans son habitation ; il vaque, pendant le jour, à ses affaires, et le grand air et l'exercice activant la respiration, les fonctions de la peau, toutes les sécrétions en général, corrigent plus ou moins l'effet produit sur les lymphatiques par le séjour de l'habitation insalubre. Mais hélas ! cela ne suffit pas le plus souvent ; car le temps passé dans le logement malsain dépasse presque toujours celui dépensé à l'air libre. Delà l'engorgement *lent, mais progressif* des vaisseaux et de ganglions lymphatiques, engorgement d'autant plus facile, d'autant plus rapide que l'individu aura déjà hérité d'une constitution lymphatique.

Si maintenant, nous faisons vivre cet individu dans un pays froid, où l'atmosphère est condensée et contient son maximum d'oxygène, l'inspiration habituelle de cette atmosphère froide et très oxygénée viendra continuellement porter l'excitation sur ces vaisseaux lymphatiques surchargés de matériaux inutiles. Les vaisseaux lymphatiques du poumon, qui sont très multipliés dans cet organe, seront, eux surtout, sans cesse sous le coup de cette excitation ; ils se congestionneront peu à peu. Viennent un ou plusieurs refroidissements, si fréquents dans les pays froids, et nous verrons survenir un état inflammatoire dont le résultat sera le dépôt dans le poumon du contenu des vaisseaux lymphatiques. Nous savons que ce contenu est formé par le résidu de la nutrition des *divers organes* ; il devra, pour cette raison, être *sans analogue dans l'économie.* — On lui a donné le nom de *tubercule.* Ce tubercule formera corps étranger dans le poumon, et, après un temps variable, l'économie cherchera à s'en débarrasser comme elle le fait pour tous les corps étrangers déposés dans son sein. Or, nous connaissons tous le travail inflammatoire qui s'opère quand la nature veut se débarrasser d'un corps étranger ; nous savons aussi combien le contact de l'air pur ou oxygéné aggrave l'état des surfaces enflammées. Tous ces phénomènes se passent dans le poumon tuberculeux et suffisent pour expliquer tous les symptômes de la phthisie pulmonaire.

Si au contraire, l'individu habite un pays chaud et humide, il n'aura point à redouter l'excitation continuelle produite par un air froid et oxygéné ; l'atmosphère qu'il respirera étant raréfiée par la chaleur et par la vapeur d'eau, ou les miasmes, les vaisseaux lymphatiques ne seront point sans cesse excités comme dans le cas que nous venons de citer. Ces vaisseaux se développeront, à la vérité, mais ne se congestionneront pas; ils ne s'enflammeront pas; ils ne laisseront point échapper leur contenu; ils ne fourniront point de tubercules.

Si l'individu, dans ces conditions, abandonne le pays chaud et humide pour venir se fixer dans le nord, au contact de l'air froid, le dépôt de tubercules commencera, car l'individu rentrera dans les conditions du premier cas.

C'est ainsi que nous expliquons la formation de la phthisie pulmonaire, en nous basant sur la *connaissance des faits, sur l'action de l'air non renouvelé, de l'air froid et humide dans la nutrition interstitielle et sur l'action de l'oxygène sur nos tissus.*

Nous ajouterons que tout ce qui peut apporter un *trouble dans la nutrition interstitielle*, tels que la mauvaise alimentation, les excès de tous genres, les fortes peines morales, agissent sur notre économie, de la même manière que l'air non renouvelé et que l'air froid et humide; mais dans ces cas, la phthisie ne peut se développer que dans les conditions atmosphériques dont nous avons parlé.

Si nous voulons nous résumer en quelques mots, nous dirons : le système lymphatique se développe sous l'influence de l'air non renouvelé, de l'air froid et humide, et dans tous les cas où la nutrition interstitielle est troublée ou altérée. Dans ces conditions, si les individus vivent dans une atmosphère froide, c'est-à-dire très oxygénée, la phthisie pourra parfaitement se développer; s'ils vivent dans un pays chaud et humide, ou au milieu d'une atmosphère mitigée par la présence de miasmes, de gaz ou de vapeur, ils seront presque sûrement à l'abri de cette affection.

Cette théorie de la phthisie pulmonaire fondée sur l'étude des actes de la nutrition interstitielle, au milieu de telle ou telle condition atmosphérique et sur l'action de l'oxygène de l'air sur nos tissus, nous permet d'expliquer pourquoi cette affection est plus fréquente dans telle ou telle contrée,

presque inconnue dans telle ou telle autre; explications qui
nous paraissent trop évidentes pour que nous les énumérions
ici.

CONSÉQUENCES THÉRAPEUTIQUES.

La phthisie pulmonaire est difficile et longue à guérir;
mais elle n'est point au-dessus des ressources de l'art, ainsi
que nous allons le démontrer tout à l'heure.

Elle est difficile et longue à guérir : en effet, il ne suffira
point de faire disparaître les tubercules, ni de cicatriser les
cavernes, de nouveaux tubercules pouvant être formés et
donner lieu, par leur fonte, à des cavernes nouvelles.

Il ne suffira pas non plus de soustraire le phthisique aux
causes qui ont fait naître la maladie, car ces causes ayant
agi pendant de longues années, auront produit dans les
lymphatiques des modifications telles qu'il sera impossible
de ramener en peu de temps ces organes à l'état normal.
C'est à ce dernier but que devront tendre surtout les efforts
du praticien.

Ainsi donc, cicatriser les cavernes, soustraire le malade
aux causes de la phthisie et redonner au système lymphatique ses dimensions normales, en rapport avec les fonctions
de la nutrition interstitielle propre à chaque constitution en
particulier, tel est le triple problème que le médecin a à
résoudre quand il veut guérir un phthisique.

A. Cicatriser les cavernes. — Nous ne dirons rien de la
cicatrisation des cavernes, pour laquelle ont été adminis-
trés les neuf dixièmes des médicaments de tous temps
mis en usage dans le traitement de la phthisie, convaincu
que *l'emploi méthodique* des deux autres moyens aboutira
non seulement à la cicatrisation des cavernes, mais encore à
la guérison complète de l'affection dans tout le système
lymphatique.

B. Soustraire le malade aux causes de la phthisie. — C'est
une question fort délicate et sur laquelle on ne s'est point
arrêté assez, selon nous.

De quelle manière doit-on soustraire les malades aux causes de la phthisie ? Faut-il les envoyer tous dans les pays chauds et secs ? Faut-il leur faire respirer à tous un air parfaitement pur, c'est-à-dire suffisamment pourvu d'oxygène et d'azote ? Si nous avons bien compris l'étude des faits et des phénomènes que nous avons analysés, nous pouvons répondre également non ! pour les deux questions. Voici ce qui ressort de cette étude rationnelle.

1° *Phthisie non confirmée.* — Dans les cas où il n'y a point encore de dépôt de matière tuberculeuse dans les poumons, mais où on soupçonne qu'il pourra s'en former, à cause du grand développement des vaisseaux lymphatiques, l'habitation d'un pays chaud, sec et bien aéré, ne peut être qu'éminemment favorable. L'atmosphère de ce pays activera, en effet, toutes les sécrétions, surtout celles de la peau. Sous son influence, le système lymphatique, aidé par l'acte de la respiration qui se fera régulièrement, se débarrassera peu à peu de tous les matériaux inutiles dont il s'était plus ou moins gorgé dans des conditions contraires.

Si l'individu se détermine à résider définitivement dans ce pays, il se mettra sûrement à l'abri de la terrible affection dont le germe s'est développé en lui. S'il n'y demeure que peu de temps, il éprouvera un bien momentané qui durera plus ou moins, suivant une foule de circonstances qu'il serait trop long d'énumérer.

2° *Phthisie confirmée.* — Dans le cas où il y a dépôt de matière tuberculeuse dans les poumons, le séjour dans un pays chaud, sec et bien aéré est-il favorable ? Nous verrons tout-à-l'heure s'il est nécessaire. Ici les opinions des praticiens varient, sous le rapport seulement de l'époque où l'on peut y envoyer le malade. Presque tous considèrent ce séjour comme favorable pendant la première période, quelques-uns pendant la seconde; tous le croient nuisible pendant la troisième.

Quelle est la cause de ce rejet pendant les deux dernières périodes ? Elle réside dans l'action de l'air pur, c'est-à-dire, très-oxygéné, sur des surfaces déjà enflammées. Nous ne reviendrons pas sur ce que nous avons dit, mais nous constaterons de nouveau l'aggravation des symptômes chez les phthisiques respirant une atmosphère trop parfaitement pure. La vieille expression employée à leur égard : *l'air brûle leurs poumons*, peint assez pittoresquement ce qui se passe dans ce cas là.

Ajoutons que dans les pays méridionaux la chaleur de la température, en activant la circulation, vient ajouter à l'action de l'oxygène de l'air.

Dans la seconde et dans la troisième période de la phthisie pulmonaire, il faudra donc s'abstenir de prescrire aux malades l'habitation dans les pays chauds, ou, si on les y envoie, on devra leur faire respirer *une atmosphère mitigée*, autrement dit, une atmosphère dans laquelle l'action de l'oxygène sera tempérée par la présence d'un gaz ou d'une vapeur. A cette condition seule, on devra y tolérer leur séjour.

L'hygiène veut qu'on leur ordonne de rester dans un pays à température moyenne, où on les soumettra, *d'une manière continue*, à l'inspiration d'une atmosphère mitigée.

Quant aux phthisiques du premier degré, comme il est souvent très difficile de tracer une ligne de démarcation entre la première et la seconde période, et que, du reste, ils ont à redouter sans cesse l'action de l'oxygène de l'air pur et froid, ils devront se soumettre comme les autres à l'atmosphère mitigée.

Conclusion. — Nous conclurons que le séjour dans un pays chaud, sec et bien aéré, est rigoureusement nécessaire dans le cas où la phthisie n'est point confirmée, mais où elle est à craindre ;

Qu'elle n'est point d'une nécessité absolue dans la première période ;

Qu'il devient nuisible dans la deuxième et dans la troisième ; que tous les phthisiques doivent y soumettre l'acte de leur respiration à une modification particulière.

C. Ramener le système lymphatique à son état normal.
— Nous avons dit qu'il ne suffisait pas, pour guérir la phthisie, de soustraire le malade aux causes qui avaient engendré la maladie, parce que ces dernières avaient laissé des traces profondes dans les vaisseaux lymphatiques. Pour que la guérison soit complète, il est nécessaire que ces organes reprennent l'état normal. Le seul moyen, selon nous, d'arriver à ce but sera d'*activer le plus possible les fonctions de ces organes*. Nous avons vu que les sécrétions étaient une de leurs propriétés; une des sécrétions les plus considérables est celle qui se fait par la peau; c'est donc aux moyens qui stimulent le plus les fonctions de la peau qu'il faudra avoir recours.

Nous le disons avec une entière conviction : c'est une arme puissante dans la phthisie non confirmée et dans la phthisie confirmée.

A ce propos, rappelons qu'il y a plusieurs manières de réveiller les fonctions de la peau, on y parvient :

1° *Par la chaleur*. Celle-ci s'emploie *extérieurement* en entourant le corps d'une vapeur à température plus ou moins élevée, ou *intérieurement*, à l'aide de l'absorption par l'estomac de liquides plus ou moins chauds.

2° *Par l'exercice, le massage*, etc.

5° *Par des substances* qui, introduites dans l'estomac, ont, quoiqu'administrées à une basse température, une action spéciale sur les sécrétions de la peau qu'elles activent d'une manière remarquable.

Hâtons-nous de dire que c'est à l'emploi de ces substances que le praticien doit s'attacher. Des expériences, souvent répétées, nous ont convaincus que la chaleur administrée soit extérieurement sous forme de vapeurs soit intérieurement à l'aide d'infusions chaudes, produit une sueur qui peut être plus ou moins abondante, mais qui entrave relativement peu de ces matériaux inutiles qu'il est nécessaire d'éliminer, tandis que la sueur obtenue par l'administration des substances en question est très riche en résidus. Le choix n'est donc pas douteux.

Ajoutons que la sueur que procure l'exercice se trouve dans le même cas que celle provoquée par les substances dont nous venons de parler.

TRAITEMENT.

1° Dans la *phthisie non confirmée*, c'est-à-dire dans les cas oú il n'y a pas encore de tubercules, mais oú on soupçonne qu'il s'en formera, nous conseillerons, après l'exposé que nous venons de faire :

A. L'habitation d'un pays chaud, sec et bien aéré.

B. L'exercice journalier, *en plein air*, et pratiqué de manière à *amener la transpiration cutanée*.

C. L'emploi de médicaments internes, capables de produire d'abondantes sécrétions à la surface de la peau.

2° Quant à la *phthisie confirmée*, celle où il y a dépôt de tubercules dans les poumons, nous diviserons son traitement en deux parties, celui de la première période et celui de la deuxième et de la troisième périodes.

Première période. — Nous conseillerons :

A. L'habitation d'un pays dont la température sera modérée.

B. L'emploi des substances dont nous venons de parler.

C. Nous prohiberons l'exercice en plein air ; nous ferons au contraire, vivre l'individu dans une *atmosphère mitigée* à l'aide de vapeurs particulières ; atmosphère dont nous le priverons le moins possible, redoutant sans cesse de voir le poumon s'enflammer sous l'influence de l'oxygène de l'air pur.

Deuxième et troisième périodes. — C'est surtout à ces degrés de la maladie qu'il faut redouter l'introduction dans le poumon de l'atmosphère trop pure, trop chaude ou trop froide, toutes conditions qui ne peuvent qu'aggraver l'inflammation existante au sein des organes respiratoires.

Dans ces deux cas, nous ne craignons pas de dire qu'il est

*d'absolue nécessité de séquestrer les malades dans une at-
mosphère mitigée*, à des degrés divers, suivant l'état du poumon; atmosphère que l'on devra modifier à mesure de la
guérison qui ne peut être que *lente et progressive.*

L'exercice modéré, variant aussi avec les forces du malade,
et *surtout l'usage des substances propres à activer les fonctions de la peau,* sont des moyens qui doivent marcher de
pair avec l'atmosphère mitigée.

C'est par *l'emploi méthodique* de ces *trois moyens éner-
giques* qu'on arrivera *pas à pas* à la guérison d'une des ma-
ladies qui causent les plus terribles ravages.

PLAN D'ÉTABLISSEMENTS SPÉCIAUX POUR LES PHTHISIQUES.

D'après la théorie que nous venons d'exposer, il est évident que dans tous les pays indistinctement, on peut traiter et guérir la phthisie pulmonaire. On peut partout créer des établissements où les malades trouveront les agréments de la vie en même temps que des moyens sérieux de guérison.

Voici un plan que nous soumettons à l'appréciation de Messieurs les membres de l'Académie. Nous espérons que notre idée, singulière au premier abord, finira par appeler l'attention de ce corps éminemment savant.

A. Vaste établissement, divisé en deux corps de bâtiment, distincts et réservés, l'un, spécialement aux phthisiques du premier degré, l'autre, aux phthisiques du deuxième et du troisième degré.

B. Dans l'un et dans l'autre, l'atmosphère devra être modifiée par la présence d'un gaz ou d'une vapeur capables de mitiger l'action de l'oxygène de l'air.

La modification devra être plus prononcée dans le bâtiment réservé aux malades du deuxième et du troisième degrés.

C. Une ou plusieurs chambres particulières à chaque malade, et contenant une atmosphère plus ou moins mitigée selon l'état de l'affection.

D. Salles communes ou de réunion.

E. Salles de lecture où seraient rassemblés les principaux ouvrages de littérature, les journaux périodiques, etc.

F. Salles d'exercice et de gymnastique.

G. Salles de travaux manuels, de peinture, etc.

H. Vastes jardins vitrés, renfermant une atmosphère mitigée, qu'on pourrait facilement renouveler en l'absence des malades.

Ces jardins devraient être divisés en petits jardinets que chaque malade cultiverait lui-même suivant sa convenance.

I. Il y aurait, dans l'établissement, des professeurs pour les jeunes gens dont les études ne seraient point achevées, des maîtres de musique, etc.

K. La direction serait confiée à un docteur en médecine. Les malades pourraient, néanmoins, continuer à être traités chacun par son médecin ordinaire.

Le rôle du directeur consisterait à assigner à chaque malade l'emploi de la journée, les exercices gymnastiques auxquels il devrait se livrer, la quantité de substances actives qu'il devrait absorber, etc.

L. Les malades ne devraient quitter l'établissement qu'après une guérison parfaitement constatée.

Quand on aurait obtenu une grande amélioration chez les phthisiques du deuxième et du troisième degré, on les ferait passer dans le bâtiment réservé à ceux du premier degré. Ils y resteraient jusqu'à guérison complète.

PLAN POUR LES HOPITAUX.

Dans les hôpitaux, nous conseillons qu'on réserve un corps de bâtiment spécial aux poitrinaires; l'atmosphère y serait mitigée.

Il devrait y avoir une salle particulière où les malades se réfugieraient pendant qu'on changerait l'atmosphère de celle qu'ils auraient occupée la nuit, ou une partie de la journée.

Un jardin couvert, à air mitigé. — Emploi des substances capables d'activer énergiquement les fonctions de la peau.

NOTA. Nous pourrions aussi indiquer un plan pour les malades qui ne peuvent ou ne veulent quitter leur domicile. Nous le croyons inutile, apaès ce que nous venons d'exposer. Il sera facile à chaque praticien de faire disposer des salles convenables au genre de traitement que nous préconisons.

Paris, le 31 mars 1861.

Dr TAMPIER

Paris. Typ. Moquet, rue des Fossés-Saint-Jacques, 11.